José Manuel Ortega Zufiría

Neurocirugía Infantil

José Manuel Ortega Zufiría

Neurocirugía Infantil

Patología Congénita y Malformativa. Tumores Cerebrales. Enfermedades Vasculares y Trauma Craneal Hidrocefalias

Editorial Académica Española

Imprint

Any brand names and product names mentioned in this book are subject to trademark, brand or patent protection and are trademarks or registered trademarks of their respective holders. The use of brand names, product names, common names, trade names, product descriptions etc. even without a particular marking in this work is in no way to be construed to mean that such names may be regarded as unrestricted in respect of trademark and brand protection legislation and could thus be used by anyone.

Cover image: www.ingimage.com

Publisher:
Editorial Académica Española
is a trademark of
International Book Market Service Ltd., member of OmniScriptum Publishing Group
17 Meldrum Street, Beau Bassin 71504, Mauritius

Printed at: see last page
ISBN: 978-620-2-11389-2

NEUROCIRUGÍA INFANTIL

JOSÉ MANUEL ORTEGA ZUFIRÍA

ÍNDICE GENERAL

Pag

Resumen

Los progresos en inmunohistoquímica y biología molecular han mostrado ser un método complementario y eficaz para determinar el comportamiento biológico de los tumores cerebrales. **Objetivo**: Analizar las características moleculares de los pacientes con astrocitoma atendidos en la Unidad de Hemato-oncología Pediátrica "Dra. Teresa Vanegas" del Hospital Universitario "Dr. Ángel Larralde" en el perÍodo comprendido 2008- 2012. **Métodos y Materiales:** estudio de tipo observacional descriptivo y correlacional, no experimental, transversal y retrospectivo. La población estuvo constituida por pacientes con diagnóstico de astrocitoma atendidos en la institución. La muestra fué de tipo no probabilístico deliberada y representada por la población. Como técnica de recolección de los datos se recurrió a la revisión documental y como instrumento se utilizó una ficha de registro; para su análisis se utilizó la estadística descriptiva univariada en tablas de distribución de frecuencias, el coeficiente de Pearson y Chi cuadrado para independencia entre variables. Todo se realizó a partir del procesador estadístico Statgraphics Plus 5.1, adoptándose como nivel de significancia estadística P valores inferiores a 0,05. **Resultados:** Los grupos etáreos más frecuentes fueron escolares y adolescentes (33,33%). El sexo más frecuente fue el masculino (58,33%). La localización más frecuente de los astrocitomas fue en los hemisferios cerebrales (50%). Según la clasificación de la OMS, los astrocitomas más frecuentes fueron los de grado I (50%). Además predominaron los tumores de bajo grado (75%). El tipo histológico más frecuente fue el pilocítico (47,67%). Un 66,67% de los pacientes tuvieron una sobrevida menor de 3 años. Los marcadores moleculares se expresaron mayormente en aquellos pacientes con una sobrevida menor a 3 años; entre los cuales con mayor frecuencia se tienen vimentina con 7 casos positivos y el CKi67 con 5 casos positivos.

Conclusiones: El conocimiento de la inmunohistoquímica y biología molecular permite además del diagnóstico de estas patologías, definir nuevos tratamientos y conductas terapéuticas.

Palabras clave: Astrocitoma, Inmunohistoquímica, Biología Molecular.

Abstract

Advances in immunohistochemistry and molecular biology have shown to be a complementary and effective in determining the biological behavior of brain tumors method. **Objetive:** The study analyzes the molecular characteristics of patients with astrocytoma treated at the pediatric hematology-oncology unit, "Dra. Teresa Vanegas" at the University Hospital "Dr. Angel Larralde" in the period 2008-2012. **Methods and Materials:** observational descriptive study, correlational, non-experimental, transversal and retrospective. The population consisted of patients diagnosed with astrocytoma treated at the institution. The sample was deliberately non-probabilistic and represented by the population. A document review was used as a technique of data collection and a registration tool was used; for analysis in univariate descriptive statistics of frequency distribution tables are used, the coefficient of Pearson and Chi square test for independence between variables. It also resorted to Cramer coefficient to measure the degree of association of the same. Everything was made from statistical processor Statgraphics Plus 5.1, adopted as statistical significance level P values less than 0.05. **Results:** the most frequent age groups were children and adolescents with (33.33%). The most frequent males were with (58.33%). Localization of astrocytomas was (50%) in the cerebral hemispheres. According to the WHO classification, the most common grade astrocytomas were I in (50%). Furthermore predominant low-grade tumors by (75%). The most common histological type was pilocytic with (47.67). 66.67% of patients had a lower survival of 3 years. Molecular markers were expressed mostly in patients with a lower 3-year survival;

among which most often have the vimentin 7 positive cases and CKi67 with 5 positive cases. **Conclusions:** The knowledge of inmunohistokemistry and molecular biology allows more than the diagnosis of these pathologies, it allows to define new treatments and therapeutic behaviors.

Keywords: Astrocytoma, Immunohistochemistry, Molecular Biology.

INTRODUCCIÓN

Los tumores primarios del sistema nervioso central (SNC) ocupan el segundo lugar en incidencia, luego de las leucemias dentro de las patologías oncológicas pediátricas. De los tumores cerebrales, los denominados astrocitomas son los más frecuentes. Según la OMS estos se dividen en: astrocitoma pilocítico (grado I), astrocitoma pilomixoide y difuso (grado II), astrocitoma anaplásico (grado III) y glioblastoma multiforme (grado IV). Los astrocitomas pilocíticos ocurren frecuentemente en niños con un pronóstico favorable, gracias a la falta de infiltración tumoral del parénquima cerebral, a la facilidad de su resección y a su crecimiento lento. No así ocurre con los tumores malignos (más frecuentes en adultos), ya que poseen una mortalidad muy alta debido a que tienen una tendencia casi universal a la recidiva local, incapacidad y muerte del paciente, aun cuando se apliquen los más rigurosos tratamientos. [1-4]

En este sentido, el cáncer cerebral, desde siempre ha sido un punto álgido y de gran reto para la comunidad científica a nivel mundial, ya que no solo basta con el diagnóstico histopatológico e imagenológico, sino, que ha tenido que integrar técnicas inmunohistoquímicas y de genética molecular, para su estudio, las cuales no solo establecen la naturaleza del tumor, sino que también aportan información pronóstica e incluso predictiva de respuesta al tratamiento. [5, 6]

Dentro de las neoplasias infantiles, los tumores cerebrales ocupan una frecuencia de un 12% a nivel mundial, siendo esta cifra similar a la que se tiene en Venezuela. La expectativa de vida actual para los pacientes con gliobastoma es de 50% a los cinco años y depende de varios factores tales como la histología, inmunohistoquímica, en la que destacan los factores de crecimiento, el índice mitótico y la expresión de los antígenos de proliferación. Además la edad, localización, la extensión de extirpación, tiempo de evolución, así como el uso

de quimioterapia y radioterapia, son factores de gran influencia

en el pronóstico. [1, 7-9]

Por más de 20 años, se han venido desarrollando herramientas que proporciona la biología molecular, para lo cual ha sido necesario entender en primer lugar los complejos mecanismos de los procesos oncogénicos, que básicamente consisten en alteraciones de la transducción de señales mitogénicas y su interacción con el ciclo celular, dando como resultado un estímulo descontrolado de estas vías, independiente de la señal normal.[4, 10,11]

Los avances en el conocimiento de la citogenética y de las técnicas de biología molecular de los tumores cerebrales han permitido identificar características genéticas de algunos tumores: conocer diferente evolución pronóstica dentro de una misma entidad (sobreexpresión de p53 y mutación de PTEN en astrocitomas de alto grado), identificar diferentes vías genéticas específicas implicadas en la aparición de un mismo tipo histológico de tumor (glioblastoma multiforme de adultos versus niños) y entre otros, conocer diferentes respuestas al tratamiento ante una misma alteración genética en adultos versus niños.[10,12,13]

A pesar de la evolución lograda en biología molecular a nivel mundial, en Venezuela, se han desarrollado pocos estudios sobre el comportamiento biológico de los tumores cerebrales y específicamente en la población infantil, lo que resulta de interés especial al tiempo que se plantea como objeto de estudio para esta investigación. Aún cuando en nuestro país existen laboratorios biomoleculares y de inmunohistoquímica de alta calidad y confiabilidad; se desconoce cuál es la evolución de dichos pacientes una vez que son diagnosticados por estos métodos.

Por tal razón se establece como objetivo general de este estudio: analizar las características moleculares de los pacientes con astrocitoma atendidos en la Unidad de Hemato-

Oncología Pediátrica "Dra. Teresa Vanegas" del Hospital Universitario "Dr. Angel Larralde" (H.U.A.L), en el período comprendido 2008- 2012.

Para lo cual se establecieron los siguientes objetivos específicos: Determinar la edad y sexo de los pacientes con astrocitoma al momento del diagnóstico, atendidos en la Unidad de Hemato-Oncología Pediátrica del H.U.A.L; Clasificar según localización del astrocitoma a los pacientes estudiados; Establecer la relación existente entre la edad y el tipo histológico de los pacientes estudiados; Analizar la relación existente entre la edad y la clasificación propuesta por la OMS de los pacientes con astrocitoma; Identificar los marcadores moleculares expresados en los pacientes con astrocitoma; Relacionar la sobrevida y los marcadores moleculares de los pacientes con astrocitoma. Establecer la relación existente entre la edad y la sobrevida de los pacientes estudiados.

Alrededor del mundo, varios investigadores han profundizado

en la materia, realizando planteamientos a través del estudio de marcadores moleculares específicos, dentro de los cuales destacan en un primer momento el trabajo realizado por López y cols en 2011, quien estudia la sobreexpresión de Bcl-2 como factor pronóstico en la sobrevida y la respuesta tumoral en pacientes pediátricos. Determinaron que la sobreexpresión del oncogen Bcl-2 y en aquellos que fue positivo para el gen, tuvieron una sobrevida de 29%, mientras que en los pacientes que no lo expresaron, la sobrevida fue de 64%, con lo que concluyen que este oncogen puede ser factor de prognosis en la evolución clínica. [14]

En 2012, Jones y cols, realizaron un análisis clinicopatológico y genético donde determinaron que los astrocitomas difusos grado I del adulto son genéticamente distintos y más agresivos que sus contrapartes, los pediátricos. Resaltan mutaciones vistas en IDH1/2 en un 94% y en P53 en un 69% de los casos de pacientes adultos, estando ausentes estos hallazgos en los pacientes pediátricos. [15]

En 2013, Heinke y cols evalúan la relación entre la densidad de la microvasculatura y la expresión del factor de crecimiento endotelial (VEGF) y KIT como posibles marcadores de estimulo para la angiogenésis en astrocitomas y su correlación con el grado histopatológico. Demuestran que existe una correlación importante entre densidad de la microvasculatura y y la expresión de KIT y VEGT y con el grado del tumor. Concluyen que KIT y VEFT constituyen importantes vías para la angiogénesis de dichos tumores.[16]

En la infancia, los tumores del SNC se presentan con una mayor incidencia entre los 5 y 10 años de edad, con un leve predominio sobre el sexo masculino. El 4% de los tumores cerebrales se asocia a síndromes hereditarios, los cuales tienen mayor predisposición tumoral en SNC (neurofibromatosis I y II, esclerosis tuberosa), entre otras. Dentro de los factores de riesgo adquiridos para desarrollar cáncer cerebral, tenemos las radiaciones ionizantes como único factor completamente demostrable. [10, 13]

Los mecanismos implicados en el desarrollo del cáncer están regidos por los oncogenes y los genes de supresión tumoral, los cuales al dejar de cumplir sus funciones ocasionan inestabilidad genómica, alteraciones en eventos epigenéticos y la subsecuente inapropiada expresión genética, proliferación de células, resistencia a la apoptosis y la neovascularización. El gen Bcl2 fue el primer oncogen detectado y funciona como un supresor de la apoptosis. Su expresión en astrocitomas es un marcador de mal pronóstico. El gen EGFR (factor de crecimiento epidérmico), se encuentra amplificado en el 40% de los glioblastomas de pacientes adultos, mientras que en niños solo se encuentra en un 10%, lo que sugiere rutas genéticas distintas. [4, 10,14]

Para realizar el diagnóstico, se toman en cuenta síntomas como cefalea y vómito (cíclico o matutino) secundario a un incremento de la presión intracraneal o a irritación del centro del vomito en el cuarto ventrículo e incremento del perímetro cefálico en lactantes. Otros síntomas son edema de papila en los tumores localizados en cerebelo, cambios en el afecto, así como en los niveles de energía y motivación. Alteraciones en la coordinación de las extremidades superiores y pares craneales, sugieren tumoración infratentorial. La afectación de los pares craneales VI, VII, IX, sugieren la posibilidad de una tumoración en tallo cerebral.

A través de la tomografía axial computarizada (TAC) y resonancia magnética (RM), se realiza el diagnostico por imágenes. Esta ultima también se realiza por difusión para detectar lesiones isquémicas en fase precoz y la RM perfusión aporta datos sobre neovascularización. Además se cuenta con espectroscopía por RM, con la cual se obtiene información bioquímica no invasiva de los tejidos a través de los metabolitos cerebrales. Los astrocitomas agresivos presentan una elevación de la concentración de la colina (Cho) y una disminución significativa de N-acetil aspartato (NAA).[3, 6,11]

El diagnóstico histopatológico se obtiene por estudio de microscopía de luz del espécimen, a través de biopsia, por resección total o subtotal. En las tumoraciones de tallo cerebral donde el acceso quirúrgico es difícil, la biopsia se obtiene por estereotaxia. Los parámetros histológicos claves a tomar en cuenta para la clasificación histopatológica son: densidad celular, atipia celular, atipia nuclear, presencia de figuras mitóticas, el desarrollo de vasos anómalos y necrosis. Los biomarcadores son abordables mediante técnicas de inmunohistoquímica y biología molecular. Algunos antígenos nucleares de proliferación como por ejemplo, el Ki67; PCNA, son estudiados para la determinación de la capacidad proliferativa de las células neoplásicas, así como la predicción de quimiorresistencia.[3, 6, 8,17]

El tratamiento se basa en la neurocirugía, la cual tiene el objetivo de realizar la mayor resección tumoral posible, ya que ello influye en el pronóstico. Cuando se hace necesario, se aplica quimioterapia, que contribuye a la reducción tumoral y [14] a la radiosensibilización. Para lesiones residuales, está el uso de la radioterapia y su aplicación depende de la edad del paciente y las características tumorales. Por último, tenemos las terapias biológicas dirigidas, como por ejemplo la utilizada con el anticuerpo monoclonal Everolimus, usado en carcinoma renal y tumores cerebrales pediátricos.[5, 6, 13,18]

Por ser los astrocitomas los tumores cerebrales más frecuentes durante la infancia, el tema adquiere gran relevancia para su estudio, toda vez que en Venezuela poco se conoce en términos estadísticos, sobre el comportamiento biomolecular y clínico de estos pacientes una vez que son diagnosticados. El conocimiento de la inmunohistoquímica y biología molecular ha permitido no sólo el diagnóstico de estas patologías, sino también definir nuevos tratamientos denominados terapias biológicas.

A través de estos procedimientos diagnósticos, se ha avanzado en cuanto a tecnología de punta con los llamados microarrays o chip de nucleótidos, actualmente usados en los distintos laboratorios de países desarrollados. Con todo ello es indiscutible la relevancia social que tiene esta investigación, dado que el abordaje de estos pacientes se plantea en el contexto de un equipo de salud multidisciplinario, lo que implica altos costos operativos para las instituciones en los cuales son atendidos, así como también para el grupo familiar al cual pertenecen.

MATERIALES Y MÉTODOS

El diseño de investigación fue el no experimental, soportado en un estudio descriptivo, correlacional; con temporalidad transversal y retrospectiva.[19-21]

La población estuvo representada por la totalidad de pacientes con astrocitoma atendidos en la Unidad de Hemato-Oncología Pediátrica del H.U.A.L en el período comprendido 2008 – 2012. Mientras que la muestra fue de tipo no probabilística, deliberada, conformada por aquellos pacientes con astrocitoma que cumplieron con los siguientes criterios: todos los pacientes con el diagnóstico de astrocitoma atendidos en la Unidad de Hemato-Oncología Pediátrica "Dra. Teresa Vanegas" del Hospital universitario "Dr. Ángel Larralde" en el período 2008 al 2012.

Para la recolección de los datos se utilizó la técnica de la revisión documental, llevada a cabo a través de la historia clínica; previo consentimiento informado por parte del representante legal de cada paciente (Ver anexo B).Como instrumento se diseñó una ficha de registro, la cual tiene una forma de llenado práctico y sencillo (Ver anexo A).[22]

Para el procesamiento y análisis de datos, se sistematizaron los mismos en una base de datos en Microsoft® Excel, para luego analizarlos con las técnicas de la estadística descriptiva univariada a partir de tablas y gráficos. Para relacionar las variables edad y sobrevida se recurrió al coeficiente de correlación de Pearson y para relacionar la sobrevida con la Inmunohistoquímica se utilizó la prueba no paramétrica de Chi cuadrado para independencia entre variables, además se recurrió al coeficiente V de Cramer para medir el grado de asociación de las mismas en caso de que se comprobara tal asociación. Todo se realizó a partir del procesador estadístico Statgraphics Plus 5.1, adoptándose como nivel de significancia estadística P valores inferiores a 0,05.

RESULTADOS

De los 12 pacientes que conformaron la muestra en estudio se registró una edad promedio de 7,8 años ± 1,64, con una variabilidad promedio de 5,69 años, una edad mínima de 7 meses, una máxima de 16 años y un coeficiente de variación de 73% (serie heterogénea entre sus datos).

TABLA N°1

CLASIFICACIÓN POR EDAD Y SEXO DE LOS PACIENTES CON ASTROCITOMA AL MOMENTO DEL DIAGNÓSTICO. UNIDAD DE HEMATO-ONCOLOGÍA PEDIÁTRICA. HOSPITAL

UNIVERSITARIO DR. ÁNGEL LARRALDE

Sexo	Femenino		Masculino		Total	
Grupo etario	f	%	f	%	f	%
Lactante	2	16,67	1	8,33	3	25
Preescolar	0	0	1	8,33	1	8,33
Escolar	2	16,67	2	16,67	4	33,33
Adolescente	1	8,33	3	25	4	33,33
Total	5	41,67	7	58,33	12	100

Fuente: Datos propios de la Investigación (Romero; 2014)

Tabla N° 1. Los grupos etarios más frecuentes fueron los escolares y adolescentes con un 33,33% por igual. En cuanto al sexo fue más frecuente el masculino con un 58,33%, mientras que el femenino representó un 41,67%.

TABLA N°2

LOCALIZACIÓN DEL ASTROCITOMA SEGÚN EL SEXO DE LOS PACIENTES ATENDIDOS EN LA UNIDAD DE HEMO-ONCOLOGÍA PEDIÁTRICA DEL HOSPITAL UNIVERSITARIO DR. ÁNGEL LARRALDE

	Femenino		Masculino		Total	
Localización	f	%	f	%	f	%
Cerebelo	3	25	1	8,33	4	33,33
Hemisferios	1	8,33	5	41,67	6	50
Medula espinal	0	0	1	8,33	1	8,33

Tallo cerebral	1	8,33	0	0	1	8,33
Total	5	41,67	7	58,33	12	100

Fuente: Datos propios de la Investigación (Romero; 2014)

En la tabla N° 2 se puede apreciar que los astrocitomas estuvieron mayormente localizados en los hemisferios (50%), siendo esta localización la más frecuente entre el sexo masculino (41,67%), mientras que en el sexo femenino la localización más frecuente fue el cerebelo (25%).

TABLA N°3

RELACIÓN ENTRE EL GRUPO ETARIO Y EL TIPO HISTOLÓGICO DE LOS PACIENTES CON ASTROCITOMA. UNIDAD DE HEMATO-ONCOLOGÍA PEDIÁTRICA. HOSPITAL UNIVERSITARIO DR. ÁNGEL LARRALDE

Grupo etario	Adolescente		Escolar		Lactante		Preescolares		Total	
Histología	f	%	f	%	f	%	f	%	f	%
Anaplásico	1	8,33	0	0	0	0	0	0	1	8,33
Desmoplásico	0	0	0	0	1	8,33	0	0	1	8,33
Fibrilar	0	0	2	16,67	0	0	0	0	2	16,67
Glioblastoma	1	8,33	1	8,33	0	0	0	0	2	16,67
Pilocítico	2	16,67	1	8,33	1	8,33	1	8,33	5	41,67
Pilomixoide	0	0	0	0	1	8,33	0	0	1	8,33
Total	4	33,33	4	33,33	3	25	1	8,33	12	100

Fuente: Datos propios de la Investigación (Romero; 2014)

Tabla Nº 3. El tipo histológico más frecuente fue el pilocítico representando un 41,67% de la muestra en estudio, siendo más frecuente entre los adolescentes. El segundo tipo histológico fueron el fibrilar y el glioblastoma con un 16,67% por igual. Los dos casos del tipo fibrilar se presentaron en escolares, mientras que el glioblastoma en escolares y adolescentes.

Al momento de asociar el tipo histológico del astrocitoma según el grupo etario se tiene que no se encontró una asociación estadísticamente entre ambas variables (X^2= 14,20; 15 gl; P valor= 0,5104 > 0,05)

TABLA N°4

RELACIÓN ENTRE EL GRUPO ETARIO Y LA

CLASIFICACION PROPUESTA POR LA OMS DE LOS NIÑOS CON ASTROCITOMA. UNIDAD DE HEMATO-ONCOLOGÍA PEDIÁTRICA HOSPITAL UNIVERSITARIO DR. ÁNGEL LARRALDE

Grupo etario	I		II		III		IV			
	f	%	f	%	f	%	f	%	f	%
Lactante	2	16,67	1	8,33	0	0	0	0	3	25
Preescolares	1	8,33	0	0	0	0	0	0	1	8,33
Escolar	1	8,33	2	16,67	0	0	1	8,33	4	33,33
Adolescente	2	16,67	0	0	1	8,33	1	8,33	4	33,33

Sexo	f	%	f	%	f	%	f	%	f	%
Femenino	2	16,67	2	16,67	0	0	1	8,33	5	41,67
Masculino	4	33,33	1	8,33	1	8,33	1	8,33	7	58,33
Total	6	50	3	25	1	8,33	2	16,67	12	100

Fuente: Datos propios de la Investigación (Romero; 2014)

Tabla N° 4. En lo que respecta a la clasificación del astrocitoma propuesta por la OMS, se tiene que fueron más frecuentes aquellos pacientes con el tumor grado I (50%), donde el grupo etario más frecuente se encuentra en lactantes y adolescentes; además predominó el sexo masculino con un 33,33%. El segundo más frecuente es el grado II con un 25%, predominando en escolares y en el sexo femenino.

Al momento de asociar el grado histológico del astrocitoma con el grupo etario, se tiene que no se encontró una asociación estadísticamente entre ambas variables (X^2= 6,50; 9 gl; P valor= 0,6890 > 0,05). Cuando se asoció el grado histológico especifico del astrocitoma con el sexo no se encontró una asociación estadísticamente entre ambas variables (X^2= 0,11; 1 gl; P valor= 0,7353 > 0,05).

TABLA N°5

RELACIÓN ENTRE LA EDAD Y LA CLASIFICACIÓN ALTO GRADO Y BAJO GRADO PROPUESTA POR LA OMS. PACIENTES CON ASTROCITOMA ATENDIDOS EN LA UNIDAD DE HEMATO-ONCOLOGÍA PEDIÁTRICA DEL HOSPITAL UNIVERSITARIO DR. ÁNGEL LARRALDE

	Grados según la OMS				Total	
	Alto		Bajo			
Grupo etáreo	**f**	**%**	**f**	**%**	**f**	**%**
Lactante	0	0	3	25	3	25
Preescolar es	0	0	1	8,33	1	8,33
Escolar	1	8,33	3	25	4	33,33
Adolescente	2	16,67	2	16,67	4	33,33
Sexo	**f**	**%**	**f**	**%**	**f**	**%**
Femenino	1	8,33	4	33,33	5	41,67
Masculino	2	16,67	5	41,67	7	58,33

Total	3	25	9	75	1 100 2

Fuente: Datos propios de la Investigación (Romero; 2014)

Tabla N° 5. Según la clasificación de la OMS predominaron aquellos casos con tumores de bajo grado en escolares y lactantes en un 75%. Los de alto grado, se presentaron en adolescentes y escolares representaron un 25%. Al momento de asociar ambas variables se tiene que no se encontró una asociación estadísticamente significativa (X^2= 2,67; 3 gl; P valor= 0,4459 > 0,05).

TABLA N°6

MARCADORES MOLECULARES EXPRESADOS EN LOS PACIENTES CON ASTROCITOMA ATENDIDOS EN LA UNIDAD DE HEMATO-ONCOLOGÍA PEDIÁTRICA DEL HOSPITAL UNIVERSITARIO DR. ÁNGEL LARRALDE

VIMEN (n=8)	f	%
Positivo	8	100

PCNA (n=6)	f	%
Positivo	6	100

CKI 67 (n= 9)	f	%
Positivo	6	66,67
Negativo	3	33,3

		3
P53 (n= 7)	**f**	**%**
Positivo	4	57,14
Negativo	3	42,86
Prots100 (n=4)	**f**	**%**
Positivo	4	100
PGFA (n=3)	**f**	**%**
Positivo	3	100
VEGF (n= 2)	**f**	**%**
Negativo	2	100
EGFR (n=2)	**f**	**%**
Negativo	2	100
MGMT	**f**	**%**

(n=1)		
Negativo	1	100

Fuente: Datos propios de la Investigación (Romero; 2014)

Tabla N° 6. Los marcadores moleculares que tuvieron mayor expresión en los pacientes con astrocitoma, fueron Vimentina, PCNA y CKi67. Nótese que para cada marcador molecular el número de pacientes a los que se les realizó cada prueba, fue distinto; por lo que los resultados obtenidos son heterogéneos.

TABLA N°7

EDAD Y SOBREVIDA DE LOS PACIENTES CON ASTROCITOMA. UNIDAD DE HEMATO - ONCOLOGÍA PEDIÁTRICA. HOSPITAL UNIVERSITARIO DR. ÁNGEL LARRALDE

Sobrevida	< años 3		> años 3		Total	
Grupo etario	f	%	f	%	f	%

Lactante	3	25	0	0	3	25
Preescolares	0	0	1	8,33	1	8,33
Escolar	2	16,67	2	16,67	4	33,33
Adolescente	3	25	1	8,33	4	33,33
Total	8	66,67	4	33,33	12	100

Fuente: Datos propios de la Investigación (Romero; 2014)

En la tabla N°7, se aprecia que un 66,67% de los pacientes en estudio tenía una sobrevida menor de 3 años (8 casos), predominando el grupo de lactantes y adolescentes (25% por igual). No se encontró una asociación estadísticamente significativa entre ambas variables (X^2= 4,13; 3 gl; P valor= 0,2483 > 0,05).

TABLA N°8

RELACIÓN ENTRE LOS MARCADORES MOLECULARES Y LA SOBREVIDA DE LOS PACIENTES CON ASTROCITOMA. UNIDAD DE HEMATO- ONCOLOGÍA PEDIÁTRICA DEL H.U.A.L

SOBREVIDA	<3	a	ñ

	os (n=8)		>3 años (n=4)		Total	
CKI 67 (n= 9)	f	%	f	%	f	%
Positivo	5	55,56	1	11,11	6	66,67
Negativo	1	11,11	2	22,22	3	33,33
VIMEN (n= 8)	f	%	f	%	f	%
Positivo	7	87,5	1	12,5	8	100
P53 (n= 7)	f	%	f	%	f	%
Positivo	3	42,86	1	14,29	4	57,14
Negativo	3	42,86	0	0	3	42,86
PCNA (n=6)	f	%	f	%	f	%

	f	%	f	%	f	%
Positivo	5	83,33	1	16,67	6	100
PROTS100 (n=4)	f	%	f	%	f	%
Positivo	3	75	1	25	4	100
PGFA (n=3)	f	%	f	%	f	%
Positivo	2	66,67	1	33,33	3	100
VEGF (n=2)	f	%	f	%	f	%
Negativo	1	50	1	50	2	100
EGFR (n=2)	f	%	f	%	f	%
Negativo	1	50	1	50	2	100
MGMT (n=1)	F	%	f	%	f	%
Negativo	1	100	0	0	1	100

Fuente: Datos propios de la Investigación (Romero; 2014)

Tabla Nº 8. Los marcadores moleculares se expresaron mayormente en aquellos pacientes con una sobrevida menor a 3 años (66,67%), entre los cuales con mayor frecuencia se tienen Vimentina y CKi67.

DISCUSIÓN

De los 12 pacientes que conformaron la muestra en estudio se registró una edad promedio de 7,8 años ± 1,64; con una mínima de 7 meses y una edad máxima de 16 años. Al compararlos con los hallazgos de Pardal [23], se observa que la edad media fue de 7,26 años (intervalo de 2 meses a 19 años). López [24] por su parte, encontró una mediana de edad de 5 años, con un rango de 1 a 16 años; mientras que Khan[25], la media fue de 9,25 años.

El grupo etario mayormente afectado está entre los escolares y adolescentes, con un promedio de 33,33% por igual. Khan[25], encontró que el grupo más afectado fué el de adolescentes con edades entre 10 y 15 años.

En cuanto al sexo, el más frecuente fue el masculino con un 51,35% (7 casos); lo que coincide con Pardal [23], quien encontró como predominante al sexo masculino con un 51.35% (de los 111 pacientes, 57 eran varones). López [24], por el contrario encontró leve predominio del sexo femenino con 57,14% sobre el masculino con un 51,42; siendo la razón hombre: mujer de 0.9:1.

La localización más frecuente de los astrocitomas, fue en los hemisferios cerebrales en un 50% de los casos, seguido de cerebelo (33,33%), tallo cerebral y médula espinal, ambos con 8,33%. Por su lado Pardal [23], encontró que las localizaciones más frecuentes fueron los hemisferios (38%), seguido de tronco cerebral (27,4%) y cerebelo (18,5%). De lo anterior difiere López[24], ya que en su serie encontró que la localización más frecuente fue cerebelo 42,9%, hemisferios cerebrales y tallo cerebral con 34 y 20% respectivamente.

El tipo histológico más frecuente fue el pilocítico (41,67%= 5 casos) siendo más frecuente entre los adolescentes (2 casos). El segundo tipo histológico fue el fibrilar y el glioblastoma con un 16,67% por igual (2 casos cada uno). No se encontró una asociación estadísticamente significativa entre ambas variables. Por su parte Mohamed[26], encontró que el tipo histológico más frecuente fué el fibrilar (43,1%), glioblastoma (31,4%), pilocítico 13,2% y anaplásico (11,8%).

En lo que respecta a la clasificación del astrocitoma según la OMS, se tiene que fueron más frecuentes aquellos pacientes con tumores de bajo grado (75%), siendo los de grado I y grado II los más frecuentes en un 50% y 25% de los casos, respectivamente. Para los tumores de alto grado (25%), el grado IV resultó ser el más frecuente con un 16% de los casos; siendo el grado III el último tipo histológico encontrado con un 8,33%. Los grupos etarios afectados con tumores de alto grado fueron escolares (1 caso) y adolescentes (2 casos). Al momento de asociar el grado histológico del astrocitoma con el grupo etario, no se encontró una asociación estadísticamente significativa entre ambas variables. Datos similares encontró Mohamed [26] en su serie, en la que los astrocitomas más frecuentes fueron los de bajo grado, distribuidos de la siguiente manera: grado II: 43.1%; grado I: 13,2%. Los de alto grado así: grado IV: 31,4% y grado III: 11,8%.

El marcador molecular que tuvo mayor expresión en los pacientes con astrocitoma fue Vimentina con 7 casos positivos; el segundo marcador molecular más expresado entre los pacientes estudiados fueron el PCNA con 5 casos y el CKi67 con 6 casos. Por su parte Mohamed[26], en su serie de 51 pacientes (adultos y niños), encontró que el marcador molecular CKi67 se expresó en un 18%, mientras que PCNA se expresó en un 21%.

Los marcadores moleculares se expresaron mayormente en aquellos pacientes con una sobrevida menor a 3 años; entre los cuales con mayor frecuencia se tienen Vimentina con 87,5%. (8 casos) y CKi67 con 55,5% (9 casos). Por su parte

López [27], encontró que el 57,1% de las tumoraciones de alto grado expresó el antígeno CKi67. No encontró una asociación significativa entre la expresión de CKi67 y la sobrevida de los pacientes.

Un 66,67% de los pacientes en estudio tuvieron una sobrevida menor de 3 años (8 casos) predominando los lactantes y los adolescentes con 3 casos cada grupo etario (25%). No se encontró una relación estadísticamente significativa entre ambas variables. Esto difiere de lo hallado por López[27], donde la sobrevida para los pacientes que expresaron CKi67, menores de 12 años, fue de 48% a los cinco años.

CONCLUSIONES

De la muestra examinada, conformada por 12 pacientes, pertenecientes a la Unidad de Hemato-Oncología Pediátrica "Dra. Teresa Vanegas" del Hospital Universitario "Dr. Ángel Larralde", los grupos etarios más frecuentes fueron los escolares y adolescentes, donde el sexo masculino fue ligeramente predominante.

La localización de los astrocitomas fue mayor en los hemisferios cerebrales, seguido de cerebelo, tallo cerebral y médula espinal.

El tipo histológico de astrocitoma más frecuente fue el pilocítico, siendo más frecuente entre los adolescentes. Los segundos tipos histológicos más frecuentes fueron el fibrilar en escolares y el glioblastoma en escolares y adolescentes.

En la clasificación de los astrocitomas según la OMS, los de bajo grado resultaron los más frecuentes. El grado I fue el más frecuente en el grupo de lactantes y adolescentes; mientras que el grado II predominó en el grupo de preescolares.

Los marcadores moleculares con mayor expresión en los pacientes con astrocitoma fue Vimentina, seguida de PCNA y CKi67.

Los pacientes que tuvieron una sobrevida menor a 3 años, fueron quienes expresaron el mayor número de marcadores moleculares.

Más de la mitad de los pacientes estudiados tuvo una sobrevida menor a 3 años, donde el grupo mayormente afectado fue el de lactantes y adolescentes.

RECOMENDACIONES

Incentivar al personal administrativo para la creación de un sistema de registros de morbilidad, donde la base de datos sea más favorable y accesible a la hora de recopilar la información en los archivos en los diferentes centros de salud para todas y cada una de las patologías y en especial el cáncer infantil.

Apoyar al personal de salud con miras a desarrollar estudios de investigación y establecer una estadística nacional y local de los tumores cerebrales. Así mismo, Concientizar al personal de salud acerca del manejo multidisciplinario que requieren los pacientes con cáncer cerebral, haciendo hincapié en la individualización que necesita cada uno de ellos.

Adecuar la dotación de laboratorios a nivel nacional para la realización de exámenes especiales que incluyan diagnóstico, seguimiento y pronóstico en el cáncer, específicamente el portafolio de marcadores moleculares para tumores cerebrales, de forma tal que puedan estudiarse de una manera más uniforme en cuanto a técnicas de Inmunohistoquímica se refiere y que en algún momento puedan realizarse también las técnicas de genética molecular como ocurre en países de primer mundo.

REFERENCIAS BIBLIOGRAFICAS

1. Páez S, Moctezuma L, Arroyo O, Reyes D, Solórzano E, Fernández S. Diagnóstico tratamiento inicial y prevención de los tumores cerebrales infantiles en el primer y segundo nivel de atención. Centro Nacional de excelencia Tecnológica en salud. México 2008; 7.

2. Estrada S, Escalona R, Giménez L, Sánchez. Frecuencia de los tumores sólidos malignos en niños según tipo histológico, edad, y sexo. Boletín Médico de Postgrado. UCLA; 2003; vol 14 (1) 2-3.

3. Couselo J. Tumores intracraneales. En: Cruz M. Tratado de Pediatría 9na ed. Madrid: Ergon; 2007. p.1901-1910.

4. Muñoz J, Fan X, Inda M, Sáez J. Genética molecular de

los astrocitomas. En Anales del sistema sanitario de Navarra. España. 2009: 265-78.

5. López E, Sepúlveda A, Yáñez H, Gascón G. La importancia de los marcadores moleculares en el planteamiento terapéutico del niño con tumor cerebral. GAMO; vol 10 (1) 2011.

6. López E, Sepúlveda A,Riscovian A,Pérez J,Siordia G. Tumores cerebrales en Pediatría. Estado actual del diagnóstico y tratamiento. GAMO; vol10 (1) 2011.

7. Oletta J, Carvajal A, Peña S. Cáncer, un problema de salud en Venezuela con datos epidemiológicos retrasados. Red de Sociedades Científicas Médicas Venezolanas. Alerta epidemiológica Nª 194. Julio 2011; 9 y 17.

8. Pérez D. Diagnóstico anatomopatológico y técnicas de biología molecular en tumores primariosdel sistema nervioso. Disponible en_

http://www.neurowikia.es/content/diagn%C3%B3stico-anatomopatol%C3%B3gico-y-t%C3%A9cnicas-de-biolog%C3%AD- molecular-en-tumores-primarios-del-sn. [Consultado 15 de enero 2013].

9. López E, Arellano A, Ignacio F, Sepúlveda A, García F, Riosocovián A. CD133 se asocia con el pronóstico en astrocitoma pediátrico. GAMO; vol 10 (1) 2011.

10. González A. Bases genéticas y moleculares de los tumors infantiles. Pediatr integral 2012. XVI (6); 434-440.

11. García J, Bandrés E, Catalán V, García F, Zabalegui N. Conceptos básicos en biología molecular del cáncer. Susceptibilidad genética. En Anales del sistema sanitario de Navarra.España 2009.

12. Perdomo S, Moreta J, Rodriguez C, González Rogelio. Bases genéticas del desarrollo y progresión tumoral de los gliomas. En gliomas Encefálicos: Reyes F, Luna M. Universidad Santiago de Compostela. Editorial Universitaria. España 2009.

13. Villarejo F, Martínez J. Tumores cerebrales en niños. Pediatría Integral 2012; XVI (6): 476.

14. López E, Rioscovian A, Sepúlveda A, Siordia G, Figueroa L De la Cruz H. Sobreexpresión Bcl2 como pronóstico en niños con astrocitomas. Gamo 2012. 1 (10).

15. Jones D, Mulholland S, Pearson D, Malley D, Openshaw S, Lambert S, Liu L, Backlund L, Ichuimura K, Collins V. Adult grade I diffuse astrocytomas are genetically distinct from and more aggressive than their paediatric counterparts. Acta Neuropathol. 2011. 121 (6): 753-61.

16. Heinke T, Simoes K, Longatto A, Norbert J. Vascular endothelial growth factor and KIT expression in relation with microvascular density and tumor grade in supratentorial astrocytic tumors. Acta Cir. Bras.Vol 28. Sao Paulo.2013.

17. Suárez A, Castellanos M, Simbaqueba A, Gamboa O. Aspectos clínicos y demora para el diagnóstico en niños con tumores del sistema nervioso central en el Instituto Nacional de Cancerología de Colombia. 2011.

18. Heras J, Maeso L, Martínez D, Mata L, Pariente A, Pleguezuelos C, Prada I, Prieto P, AriasP, Prusen I. Nuevas terapias dirigidas para el tratamiento del cáncer. Universidad de León España 2012.

19. Arias F. El Proyecto de Investigación. (3a. ed.). Editorial Episteme. Caracas. Venezuela. 2004: 48, 54

20. Hernández, Fernández y Baptista. Metodología de la

Investigación. Cuarta edición. Mac Graw Hill editores. México D.F. México. 2006:103,104, 205.

21.	López Puertas E, Urbina J, Blanck, E, Granadillo D, Blanchard M, García J, Vargas P, Chiquito A. Bioestadística – Herramienta de la investigación. CDCH – UC. Valencia. Venezuela. 1998; 1: p 13, 45,46.

22.	Londoño J. Metodología de la Investigación epidemiológica. 3ª edición. Editorial Manual moderno S. A. Bogotá. Colombia. 2004:7.

23.	Pardal M, Hernández C, Lassaletta A, Ruano D, Cormenzana M, Madero L. Gliomas de bajo grado: Revisión de 10 años. Anales de Pediatria. 2013.

24. Lopez E, Rioscovian A, Betanzos Y, Ruiz R, Sepulveda A. Alteraciones cromosómicas y supervivencia en pacientes con astrocitomas. Rev Med Inst Mex Seguro Soc. 2014; 52 Supl 2:S98-103.

25. Khan M, Godil S, Tabani H, Panju S, Enam S. Clinical review of pediatric pilocytic astrocitomas treated at a tertiary care hospital in Pakistan. Surg Neurol Int 2012; 3: 90.

26. Mohammed CH, Hussan A, Ban Q, Ahmed M. inmunohistochemical expression of Ki 67, PCNA and CD34 in astrocytomas: a clinicopathological study. Oman Med J. 2012. 27 (5): 368-374.

27. López E, Sepúlveda A, Rioscovián A, Gascón G, Rojas F, Siordia G, Diegopérez J, De la Cruz H, Barrientos C.

Sobrevida de los pacientes con astrocitoma de alto grado que expresan el antígeno Ki67, atendidos en un hospital de pediatría. Gac. Méd. Méx 2010; Vol 146 (2):118-23.

28.	Ortega A jimenez P, Martínez E, Romero F. Aspectos clínicos, patológicos y moleculares de valor diagnóstico y pronóstico en gliomas. Rev. Neurología 2013; 56 (3): 161-170.

29.	López E, Arellano A, Ignacio F, Sepúlveda A, García F, Riosocovián A. CD133 se asocia con el pronóstico en astrocitoma pediátrico. GAMO; vol 10 (1) 2011.

30.	Sikkema A, de Bont E, Molema G, Dimberg A, Diks S, Hoving E, Kamps W, Peppelenbosch M, den Dunnen. Vascular endotelial factor receptor 2 (VEGFR-2) signalling activity in paediatric pilocytic astrocytoma is restricted to tumor endotelial cells. Neuropathology and Applied Neurobiology. Britsh neuropathological Society. 2011; 37: 538-48.

31. Castellano A, Arismendi E. Ultraestructura de los complejos de unión interendotelial y microambiente vascular del glioma humano. Disponible en www.morfovirtual2012.sld.cu/index.phd/morfovirtual/201 2/.../201. [Consultado 15 de enero 2013].

32. Engler J, Robinson A, Smirnov I, Hodgson J, Berger M, Gupta N, James C, Molinaro A, Phillips J. Increased microglia/ macrophage gene expression in a subset of adult and pediatric astrocytomas. Plos ONE 2012. 7 (8).

33. Méndez J, Barrientos C. Tumores Cerebrales. Disponible en: http://sisbib.unmsm.edu.pe/bibvirtual/libros/medicina/neu rocirugia/volumen1/tum_c_er.htmDr. [Consultado 31 de enero de 2013].

34. Molina F, Prujá E, Vera R, Marcos M, Tejedor M, Albistur J. Factores pronósticos en los tumores cerebrales. En anales del sistema sanitario de Navarra. España.2009. 24 (1).

35. Cardona A, Ortíz L, Reveiz L, Otero J, Serrano S, Carranza H, Vargas C, Castro D, Balaña C. Valor genómico de la isocitrto-deshidrogenasa (IDH1/2) en el origen y progresión de los gliomas. (OncolGroup). Acta Neurol Colomb 2010; 26:22-23.

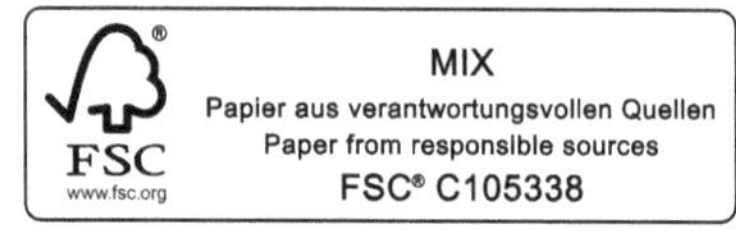

Printed by Books on Demand GmbH, Norderstedt / Germany